AF246035

Euzet-les-Bains

Eaux minérales

Bitumo-Sulfureuses

EUZET-LES-BAINS

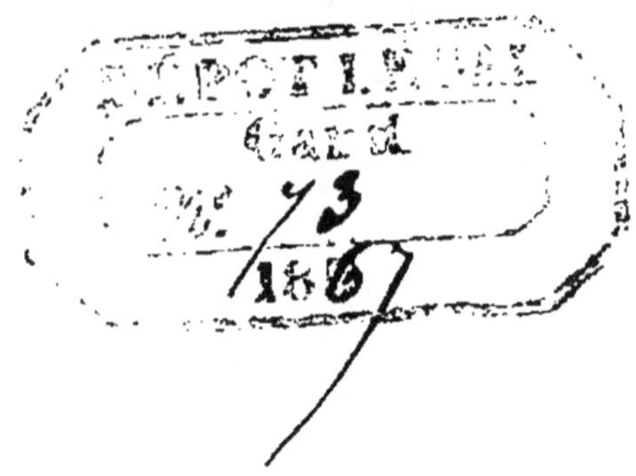

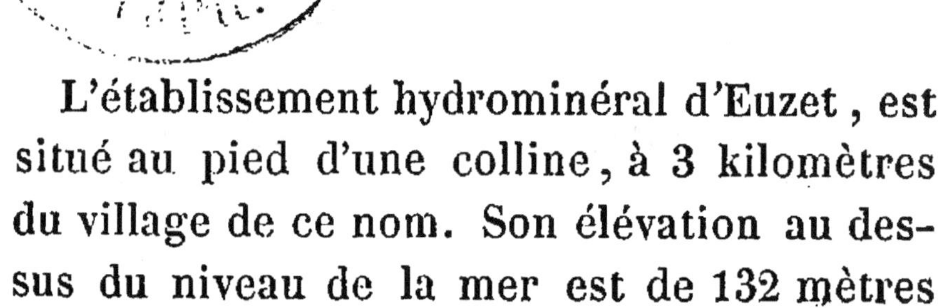

—

L'établissement hydrominéral d'Euzet, est situé au pied d'une colline, à 3 kilomètres du village de ce nom. Son élévation au dessus du niveau de la mer est de 132 mètres 75 centimètres.

Pendant les trois mois de la saison des bains, la chaleur y est soutenue et tempérée ; aussi les conditions climatériques sont excellentes pour les diverses cures hydrominérales et balnéothérapiques.

Les allées du parc, spacieuses, sablées et artistement ménagées, sont bordées de platanes, d'acacias et de marronniers. Une petite rivière qui coule à l'extrémité du parc entretient une douce fraîcheur, en même temps qu'elle favorise la végétation autour de l'établissement.

Les eaux d'Euzet s'adressent plus particulièrement à trois groupes d'affections morbides :

1º Il faut placer en première ligne les maladies des organes digestifs, dyspepsies, entéralgies, viscéralgies, obstructions, etc. ;

2º Les maladies des voies respiratoires, bronchites, catarrhe chronique, asthme, angine granuleuse, phthisie tuberculeuse, etc. ;

3º Le rhumatisme et les variétés de l'arthritisme.

Trois sources, belles, jaillissantes, limpides, desservent actuellement l'établissement : la *Marquise*, la *Comtesse*, la *Valette* ou *Buvette*.

(Extrait de l'*Annuaire des eaux*, 1866.)

L'analyse chimique de ces sources a été faite, en 1854, par M. O. Henry.

Source Lavalette.

Température : 11 à 12 degrés centigrades.

	grammes.
Acide sulfhydrique libre	0.047
Bicarbonate de chaux de magnésie	0.733
Sulfate de chaux supposé anhydre	1.660
De soude de magnésie	0.491
Chlorure de sodium, de magnésium	0.080
Acide silicique, alumine, oxyde de fer, phosphate, matière organique et principe bitumineux	0.166
TOTAL	3.130

Source Marquise.

Température : 13 degrés centigrades.

	grammes.
Acide sulfhydrique libre	indices
Bicarbonate de chaux de magnésie	0.776
Sulfate de chaux anhydre	1.933
De soude de magnésie	0.466
Chlorure de sodium, de magnésium	0.030
Acide silicique, alumine, phosphate, oxyde de fer, matière organique, bitume.	0.133
TOTAL	3.340

Comme on le voit, ces sources peuvent mériter la dénomination de *Bitumo-sulfureuses* qu'on leur a donnée dans plusieurs ouvrages. La présence de cette matière bitumineuse jouit-elle réellement d'un avantage aussi marqué comme agent thérapeutique que quelques auteurs le supposent?

Nous ne saurions le décider, et c'est un point qui mériterait d'être sérieusement étudié. Toutefois, si l'on consulte les médecins anciens qui ont écrit sur ces eaux, tels que Lieutaud, Gensanne et Paulet, on trouve divers passages dont j'extraits quelques citations de la notice intéressante de M. Roch et Despeyrous sur les eaux minérales de l'arrondissement d'Alais, et je les présente ici :

« A peu de distance, à l'ouest de la source de Font-Couverte, dit Gensanne, on trouve les sources d'Yeuzet, dont on fait beaucoup d'usage. On les appelle : Fontaines sulfureuses d'Yeuzet; elles ne sont cependant rien moins que tout cela : ces eaux sont véritablement *bitumineuses;* elles ont un vrai goût d'asphalte et ne peuvent être que fort bonnes aux poitrinaires, parce qu'elles ont une qualité balsamique, etc., etc. »

Dans une notice publiée à la fin du siècle dernier par le docteur Paulet, la même opinion est exprimée ; on y trouve le passage suivant :

« Une chose particulière que le pays d'Anduze partage avec ses environs, c'est l'efficacité des sources d'Euzet, eau minérale bitumineuse, peut-être unique dans son genre, et à laquelle la poix minérale qui abonde aux environs d'Alais communique, sans doute, ses qualités. Les eaux possèdent toutes les vertus de l'eau de goudron dont elles ont le goût ; elles sont, en outre, dépuratives, et conviennent éminemment dans les maladies cutanées, surtout répercutées, et qui ont donné lieu aux douleurs des articulations, aux coliques, de même à des alcères internes du poumon, etc., etc. »

Nous pourrions citer d'autres observations, toutes aussi concordantes, et démontrant que les sources d'Yeuzet ont réellement mérité autrefois la vogue qu'elles ont eue dans le département du Gard ou dans ceux qui l'avoisinent.

(Extrait du rapport de M. O. Henry à l'Académie
impériale de médecine, 1854, 4 août.)

Depuis cette époque, l'établissement d'Euzet, considérablement agrandi, ne laisse rien à désirer sous le rapport du confortable. Chaque année voit le nombre des baigneurs augmenter et des cures remarquables s'opérer. (Voir l'ouvrage de M. le docteur Auphan sur les eaux d'Euzet.)

On trouve dans l'hôtel des appartements et des tables d'hôte accessibles à toutes les bourses, ainsi que dans les environs.

L'eau minérale d'Euzet s'administre en douches, bains, étuves et boissons. On expédie directement à toutes les pharmacies et aux particuliers qui en font la demande. Ecrire franco au propriétaire.

Il existe à Euzet, outre les cabinets de douches variées où l'on peut suivre un traitement complet d'hydrothérapie, deux salles d'inhalation : l'une chaude, où l'on respire la vapeur de l'eau minérale, bitumosulfureuse; la seconde, où fonctionne, avec la plus parfaite régularité et pour le plus grand bien des malades, le nouvel appareil pulvérisateur du docteur Salles-Girons (1) : l'eau, brisée en poussière très fine, pénètre dans les voies respiratoires avec tous ses principes minéralisateurs.

Dans le parc, au milieu des prairies, se trouve la piscine (eau minérale courante), ordonnée surtout aux enfants d'une constitution délicate.

Une colline plantée de pins se joint au parc ; elle conviendra aux malades à qui l'odeur des arbres résineux peut être ordonnée.

Euzet-les-Bains est à 14 kilomètres d'Alais (station du chemin de fer de Nimes à Bésséges) ; on y arrive par les diligences et omnibus d'Alais à Uzès, ou directement par Nimes, à 36 kilomètres.

Le service médical est confié au docteur Treuille, de Paris, médecin inspecteur,

(1) *Annuaire des eaux minérales*, 1866.

désigné par le gouvernement, et résidant à Euzet pendant la saison des bains.

Le service de l'établissement est confié à M. Béchard, maître d'hôtel et fermier actuel des eaux. S'adresser directement à lui pour tout renseignement ou au propriétaire, M. Alfred Troupel, rue Bernard-Aton, 14, Nimes.

Nîmes. — Typ. Clavel-Ballivet et Cᵉ, rue Pradier, 12.